GLUTEN-LIBRO DE COCINA DE DIETA GRATUITO

PARA MAYORES 2024

50 Rápido, Fácil y Recetas deliciosas que le ayudarán a dominar los platos sin gluten

DAVID GOMER

Tabla de contenidos

- Ensalada Saludable Con Salmón A La Plancha
- Tilapia con hierbas, ajo y limón
- Pho De Calamares Con Calabacín Y Camarones
- Pescado Al Horno Con Tapenade De Aceitunas Y Tomates

CAPÍTULO 7

- Platos principales vegetarianos
- Sabrosos pimientos rellenos de quinua
- Lasaña con Berenjenas
- Curry De Espinacas Y Garbanzos
- Hongos Portobello Rellenos de Espinacas y Champiñones
- Pimientos Rellenos De Lentejas Y Verduras

CAPÍTULO 8

- Acompañamientos y acompañamientos
- Verduras Estofadas Con Ajo Y Hierbas
- Ensalada de col rizada, frijoles negros y quinua
- Gajos de camote con ajo asado
- Pilaf con Coliflor y Arroz
- Brotes con glaseado balsámico
- Coliflor triturada con ajo y cebollino

CAPÍTULO 9

INTRODUCCIÓN

El estilo de vida sin gluten se ha convertido en algo más que una moda pasajera en el mundo de la elección de alimentos; para muchos, es una búsqueda de mayor salud y autoconciencia que cambia sus vidas. Abrace la riqueza de una vida sin gluten con este libro de cocina, que es más que una simple recopilación de recetas; te invita a descubrir un mundo de sabores y nutrición sin renunciar al gluten.

La dieta sin gluten: una guía completa

La exclusión del gluten, proteína presente en el trigo, la cebada, el centeno y sus derivados, es el principio fundamental de la dieta sin gluten. Una dieta sin gluten es fundamental para la salud y el bienestar de las personas que padecen enfermedad celíaca o sensibilidad al gluten. Muchas personas han adoptado esta forma de vida para mejorar la salud digestiva, el control de la inflamación y el vigor general; sin embargo, las ventajas van más allá de la necesidad médica.

Positivos y negativos

Aunque dejar de consumir gluten no es fácil, los beneficios compensan con creces las dificultades. Las personas suelen informar de más energía, mejor digestión y una mejor sensación general después de no consumir gluten. Este libro de cocina tiene como objetivo resaltar estas buenas cualidades y al mismo tiempo abordar los obstáculos habituales de la cocina sin gluten. Es un gran recurso tanto para quienes son nuevos en este estilo de vida como para quienes lo conocen bien.

Explorando el mundo sin gluten

Al principio, dejar de consumir gluten puede parecer una tarea enorme. Cambiar la perspectiva, buscar diferentes ingredientes y repensar recetas antiguas son parte de ello. Por otro lado, tendrá la oportunidad de explorar una amplia variedad de cereales, harinas e ingredientes saludables sin gluten que pueden sustituir e incluso superar a las alternativas que contienen gluten.

Prepárese para un viaje epicúreo

Con su variedad cuidadosamente seleccionada de cincuenta platos variados y deliciosos sin gluten, este libro de cocina le servirá de guía en su viaje culinario. Cada plato, desde abundantes desayunos hasta deliciosos platos principales, desde postres dulces hasta bebidas frías, se prepara cuidadosamente con el objetivo de respetar las restricciones dietéticas y al mismo tiempo mejorar la calidad de los alimentos y la experiencia gastronómica en general. Aquí, sin gluten es una invitación a descubrir las riquezas de la naturaleza, no una restricción.

Adoptar una visión integral de la salud

El estilo de vida sin gluten abarca mucho más que cocinar para la salud. Se puede fomentar una conexión más profunda con el sustento que nuestro cuerpo necesita mediante la promoción de una alimentación consciente. Profundiza en estos platos y descubrirás que una vida sin gluten no se trata sólo de eliminar ciertos alimentos; se trata de abrazar un mundo completamente nuevo de sabores, texturas y beneficios nutricionales.

Comience su aventura culinaria sin gluten

Este libro de cocina está diseñado para motivar, iluminar y, lo más importante, satisfacer su apetito, independientemente de su nivel de familiaridad con el estilo de vida sin gluten. Únase a mí en una aventura culinaria sin gluten que va más allá de las reglas, abrazando el placer de una vida sabrosa y saludable mientras saborea sabores que le dejarán boquiabierto. Aquí, no tener gluten es más que una simple dieta; es una elección de estilo de vida emocionante y gratificante.

CAPÍTULO 1

El mito del gluten: una guía para principiantes sobre un estilo de vida sin gluten

Cualquiera que se aventure en la cocina sin gluten necesita una profunda familiaridad con el gluten, una proteína compleja que es esencial para la estructura de numerosos cereales. El trigo, la cebada y el centeno son fuentes ricas en gluten, el componente cohesivo que da al pan clásico y a los productos horneados su elasticidad y textura características.

El gluten causa una amplia variedad de síntomas desagradables, desde malestar gastrointestinal hasta problemas de salud graves, en personas que padecen enfermedad celíaca o sensibilidad al gluten. Por tanto, saber de dónde viene el gluten y qué le hace a nuestro organismo es fundamental para una dieta sin gluten.

Entendiendo el gluten: sustancias seguras y peligrosas

Dominar el arte de la identificación de ingredientes sin gluten es esencial para mantener una dieta y un estilo de vida sin gluten. A pesar de la evidente presencia de gluten en la harina de trigo, la malta de cebada y el centeno, muchas personas no se dan cuenta de que se puede encontrar gluten oculto en condimentos, comidas procesadas y salsas.

Las personas pueden aprender a identificar productos que contienen y sin gluten con la ayuda de esta sección del libro de cocina. Aprender a descifrar las etiquetas y examinar los ingredientes de cerca es un paso importante para crear una cocina sin gluten.

Hornear sin gluten: dominar el arte de los sustitutos y las harinas sin gluten

Aunque pueda parecer un obstáculo culinario, la ausencia de harina de trigo convencional en realidad abre la puerta a un mundo de otras harinas y alternativas. El armario sin gluten es un verdadero tesoro de alternativas, que incluyen harinas elaboradas con frutos secos como almendras y cocos, así como cereales ancestrales como la quinua y el trigo sarraceno.

Este libro de cocina explora las cualidades de diferentes harinas sin gluten, ofreciendo detalles sobre sus texturas, perfiles de sabor y usos recomendados. Ya sea que preparen un pastel ligero o una barra de pan densa, los chefs que se toman el tiempo para aprender sobre las sutilezas de las diferentes harinas son más capaces de preservar y mejorar las tradiciones consagradas.

Elementos esenciales de cocina sin gluten imprescindibles: bases de sabor

Reunir los componentes del sabor es similar a abastecer una despensa sin gluten. En esta parte del libro de cocina, obtendrá un resumen de los elementos esenciales de la despensa sin gluten, incluidos los cereales naturalmente libres de gluten como el maíz y el arroz, así como la salsa de soja y el tamari sin gluten.

Además, profundiza en la función de los agentes aglutinantes como la goma xantana, demostrando lo cruciales que son para que los productos horneados sin gluten alcancen las texturas deseadas. Con esta información en la mano, las personas pueden abordar con confianza la cocina sin gluten, sabiendo que tener una despensa bien surtida abre un mundo de sabrosas posibilidades.

Si eres nuevo en la cocina sin gluten y quieres saber qué estás haciendo, la sección Conceptos básicos sin gluten es un excelente lugar para comenzar. Las personas no sólo pueden adaptarse sino prosperar en una cocina sin gluten aprendiendo sobre el gluten, leyendo las etiquetas de los ingredientes y adoptando la variedad de harina sin gluten. Esto abre un mundo de sabores que lleva la vida sin gluten a nuevas alturas.

Comenzar una aventura en la cocina sin gluten: lo que necesita saber

El primer paso para conquistar la cocina sin gluten es abastecer tu cocina con todos los ingredientes y utensilios necesarios. Estas necesidades de cocina sin gluten, desde harinas alternativas hasta equipos especializados, son las que abren un reino completamente nuevo de sabores, texturas y posibilidades.

1. La base de la repostería sin gluten: harinas y sustitutos sin gluten

El primer paso para liberar el chef que llevas dentro es abastecer tu alacena con una variedad de harinas sin gluten. Puede agregar nuevas texturas y sabores a sus platos utilizando alternativas de harina adaptables como harina de almendras, coco, tapioca o arroz. Ya sea que estés haciendo pasteles esponjosos o pan denso, conocer las sutilezas de cada harina puede ayudarte a seleccionar la que mejor se adapta a la receta.

2. Hacer el espesor adecuado con aglutinantes y espesantes

Generalmente se necesitan aglutinantes y espesantes en la cocción sin gluten para obtener la consistencia deseada. No puede prescindir de la goma xantana, la goma guar y el polvo de arrurruz en su caja de herramientas culinarias. Evitan que los productos horneados se desintegren y garantizan una deliciosa textura de salsa al actuar como estabilizadores. Una gran cantidad de nuevas oportunidades culinarias están disponibles una vez que uno domina el uso de estos aglutinantes sin gluten.

3. Avena sin gluten: una base saludable para una variedad de recetas

La avena sin gluten es esencial y puede usarse para algo más que el desayuno. Constituyen una base saludable para recetas dulces y saladas por igual, gracias a su alto contenido de vitaminas y fibra. Puede agregar avena sin gluten a su repertorio de manera segura revisando la etiqueta; luego podrás descubrir todas las formas en que este ingrediente multiusos puede realzar platos tanto dulces como salados.

4. Productos especiales sin gluten: simplificando la facilidad sin sacrificio

Aunque las dietas sin gluten se basan en alimentos integrales, existen productos especializados que pueden hacer la vida más fácil sin sacrificar el sabor o la calidad. Descubra nuevas formas de disfrutar recetas queridas sin comprometer el sabor con salsa de soja, tamari y pasta sin gluten. Estos productos, que fueron cuidadosamente elegidos e incluidos, hacen posible una cocina completa sin gluten que atiende a una variada variedad de preferencias culinarias.

5. Uso de utensilios especializados para la preparación de alimentos sin gluten: garantizar la objetividad

Una cocina sin gluten debe priorizar la prevención de la contaminación cruzada. Para mantener sus productos horneados libres de gluten, es una buena idea reservar tablas de cortar, bandejas para hornear y utensilios específicos. Al comprar equipo exclusivo, puede estar seguro de que cada artículo se prepara meticulosamente sin el uso de gluten, protegiendo la integridad de su dieta sin gluten.

6. Hornee con confianza con moldes para hornear de primera categoría

Para obtener los mejores resultados al hornear sin gluten, es importante utilizar los moldes correctos. Los elementos importantes que evitan que se pegue y la cocción desigual son las superficies antiadherentes y la dispersión uniforme del calor. Asegúrese de que sus delicias sin gluten se vean tan bien como saben utilizando utensilios para hornear de alta calidad, como moldes para muffins y moldes para pasteles.

7. Caballos de batalla de la cocina sin gluten: el procesador de alimentos y la licuadora

Para cocinar sin gluten, una licuadora y un procesador de alimentos son electrodomésticos imprescindibles. Estos aparatos ofrecen un mundo de posibilidades culinarias, desde moler fácilmente nueces para hacer harina hasta hacer salsas sedosas y ricas. Puede utilizarlos para mejorar la textura y el sabor de los alimentos sin gluten y son especialmente útiles cuando se utilizan productos integrales y harinas alternativas.

Al final del día, tener estos alimentos básicos a mano te preparará para una maravillosa aventura culinaria sin gluten. Tus platos sin gluten serán un éxito rotundo porque cada ingrediente es fundamental. Al reunir estos instrumentos, tenga en cuenta que una cocina bien equipada tiene un propósito mayor que simplemente brindar practicidad. Le permite adoptar plenamente una vida sin gluten, convirtiendo cada plato en una muestra artística de sabor, textura y habilidad culinaria.

CAPÍTULO 2

Delicias para el desayuno

Para quienes siguen una dieta sin gluten, el desayuno es una oportunidad para recargar energías con sabores deliciosos y nutritivos antes de comenzar el día. Para asegurarse de que su desayuno sin gluten sea más que una simple comida, pruebe estas cinco recetas que ofrecen una armonía de sabores, texturas e ingredientes saludables.

Tazón de quinua

Que necesitas:

1 taza de quinua lavada

• 2 tazas de leche vegana

1 cucharadita de jarabe de arce

• Una cucharadita de saborizante de vainilla

• Un poco de sal

• Ingredientes de cobertura: almendras rebanadas y bayas frescas

Instrucciones:

1. Derretir el jarabe de arce con la quinua, la leche de almendras, la esencia de vainilla y un poco de sal en una olla mediana.

2. Para cocinar la quinua y espesar la papilla, hierva los ingredientes, luego baje el fuego a bajo, cubra y cocine a fuego lento durante unos quince a veinte minutos.

3. Adorne con almendras picadas y sirva caliente con bayas frescas.

Valor de nutrientes por ración:

- ~320 calorías

- 100 mg de proteína

grasa: 8 gramos

52 g de carbohidratos

fibra de 6 gramos

- 8 gramos de azúcar

Tortitas De Nutella

Que necesitas:

Utilice una taza de harina de almendras.

2-Cucharadas de harina de coco

- Una cucharadita de bicarbonato de sodio

sal, 1/4 cucharadita

- Dos huevos grandes

Dos tercios de taza de leche de almendras

1 cucharadita de jarabe de arce

• Una cucharadita de saborizante de vainilla

• Cocinar con aceite de coco

Instrucciones:

1. Combine la harina de almendras, la harina de coco, el bicarbonato de sodio y la sal en una fuente para mezclar.

2. Agregue la leche de almendras, el jarabe de arce y la esencia de vainilla a los huevos batidos en un recipiente aparte. Combine bien.

3. Agrega los ingredientes secos a los húmedos hasta que se forme una masa.

4. El aceite de coco se debe calentar en una sartén a fuego medio. Haga panqueques vertiendo la masa en una sartén.

5. Una vez que aparezcan burbujas en la parte superior, voltee y cocine por un minuto más.

6. Cubra con lo que elija y disfrútelo mientras está caliente.

Valor Nutricional (basado en 2 panqueques):

•~280 calorías

11. gramo de proteína

29 gramos de grasa

12 g de carbohidratos

Fibra: 4 gramos

cuatro gramos de azúcar

Postre de semillas de chía

Que necesitas:

• Semillas de chía, 1/4 taza

1 taza de leche hecha de coco

• Una cucharada de jarabe de arce o miel

• 1/2 cucharadita de fragancia (vainilla)

• Fruta fresca picada

Instrucciones:

1. Combine las semillas de chía, la leche de coco, la miel (o jarabe de arce) y la esencia de vainilla en un recipiente o recipiente. Revuelve para combinar.

2. Tenga cuidado de mezclar bien las semillas de chía para que se distribuyan uniformemente. Asegúrate de refrigerarlo durante al menos dos horas, preferiblemente durante la noche.

3. Mézclalo bien antes de servir. Añade un poco de fruta fresca encima.

Valor de nutrientes por ración:

• 220 calorías

4 gramos de proteína

- 16 gramos de grasa

18 g de carbohidratos

10. g de fibra

- 6 gramos de azúcar

Muffins De Avena Y Plátano

Que necesitas:

• Triture dos plátanos maduros

huevos, dos

3/4 taza de aceite de coco derretido

• Miel o jarabe de arce, 1/3 taza

• Una cucharadita de saborizante de vainilla

2 tazas de avena sin gluten

• Una cucharadita de bicarbonato de sodio

• Bicarbonato de sodio, media cucharadita

sal, 1/4 cucharadita

Si lo deseas, agrega 1/2 taza de nueces picadas o chispas de chocolate.

Instrucciones:

1. Prepare un molde para muffins forrándolo con papel para hornear y precalentando el horno a 350°F (175°C).

2. Triture los plátanos y agregue los huevos. Incorpora el aceite de coco derretido, la miel (o jarabe de arce) y la esencia de vainilla. Transfiera a un tazón.

3. Mezcle la sal, el bicarbonato de sodio, el polvo para hornear y la avena en un recipiente aparte.

4. Licúa los ingredientes secos y húmedos hasta que apenas se mezclen. Si usas chispas de chocolate o nueces, dóblalas.

5. Vierta la masa en moldes para muffins y hornee durante 18 a 20 minutos, o hasta que al insertar un palillo en el centro, éste salga limpio.

6. Antes de servir, deja enfriar los muffins.

Contenido calórico (para un panecillo):

ingesta calórica: 180

4 gramos de proteína

grasa: 8 gramos

• 25 gramos de carbohidratos

3,0 g de fibra

(10 gramos) de azúcar

Mezcla de frutas y yogur

Que necesitas:

3/4 taza de yogur griego

1/2 taza de granola sin gluten

• Media taza de una variedad de bayas, como frambuesas, arándanos y fresas

• Rocíe con miel o jarabe de arce.

Instrucciones:

1. El yogur griego, la granola sin gluten y una variedad de bayas se deben colocar en capas en un plato o vaso.

2. Continúe colocando capas hasta que el recipiente esté lleno.

3. Rocíe un poco de miel o jarabe de arce encima para terminar.

4. Disfrute de las deliciosas capas de inmediato sirviéndolas calientes.

Valor de nutrientes por ración:

• ~280 calorías

18. g de proteína

grasa: 8 gramos

• 35 gramos de carbohidratos

- 5 g de fibra

la cantidad de azúcar: quince gramos

Además de no contener gluten, estas recetas de desayuno te brindarán una forma nutritiva y sabrosa de comenzar el día. Haga que cada mañana en su viaje sin gluten sea especial probando nuevos aderezos y variaciones.

CAPÍTULO 3

Aperitivos y snacks

Disfrute de una excursión culinaria sin gluten como ninguna otra con una selección de deliciosos aperitivos y refrigerios. Estas recetas sin gluten van desde sabrosos champiñones rellenos hasta crujientes buñuelos de calabacín, y seguramente todas satisfarán tus antojos. Embárcate en una aventura culinaria.

Calabacín frito

Que necesitas:

Dos calabacines medianos, pelados y cortados en cubitos

- Una cucharadita de sal

harina sin gluten, 1/4 taza

• queso parmesano rallado (aproximadamente 1/4 taza)

un huevo batido

• 1/2 cucharadita de ajo en polvo

• un cuarto de cucharadita de pimienta negra

Para freír utilice aceite de oliva.

Instrucciones:

1. Después de rallar el calabacín, ponerlo en un colador y sazonar con sal. Reservar durante 10 minutos. Elimine el exceso de humedad apretando.

2. Echa un poco de harina sin gluten, queso parmesano, un huevo, un poco de ajo en polvo y un poco de pimienta negra y mezcla todo en un bol.

3. Cocine a fuego lento el aceite de oliva en una sartén a fuego medio hasta que espese. Vierta la masa en la sartén y cocine hasta que se convierta en buñuelos.

4. Después de dorar la carne por todos lados, retírela de la sartén y séquela con una toalla de papel.

5. Adorna con una cucharada de yogur griego o una salsa sin gluten y disfrútalo caliente.

Desglose de calorías (para una porción de cuatro buñuelos):

ingesta calórica: 180

8. g de proteína

la cantidad de grasa: 10 gramos

16 gramos de carbohidratos

3,0 g de fibra

cuatro gramos de azúcar

Patatas fritas recubiertas de caramelo

Que necesitas:

• Corta en rodajas finas dos batatas grandes.

la cantidad de aceite de oliva necesaria, que son dos cucharadas

Una cucharadita de pimentón

sal, media cucharadita

• un cuarto de cucharadita de pimienta negra

Instrucciones:

1. Forre una bandeja para hornear con papel pergamino y ajuste el horno a 375°F, que es 190°C.

2. Enrolle las rodajas de camote en una mezcla de aceite de oliva, pimentón, sal y pimienta negra en un tazón hasta que estén cubiertas uniformemente.

3. Extiende las rebanadas uniformemente sobre la bandeja para hornear que acabas de hacer.

4. Para obtener chips crujientes y dorados, hornee durante 15 a 20 minutos, volteándolos una vez a la mitad.

5. Deje enfriar completamente antes de disfrutar.

Valor de nutrientes por ración:

•-120 calorías

2. gramo de proteína

• 7 g de grasa

• 14 gramos de carbohidratos

Fibra: 2 gramos

3 gramos de azúcar

Palitos de Verduras con Guacamole

Que necesitas:

Tres aguacates maduros triturados

- Tomate cortado en cubitos, uno (1)

- Cebolla morada finamente picada, media

- Diente de ajo picado

El jugo de una lima

Para sazonar, agregue sal y pimienta.

- Zanahorias, pepinos, pimientos morrones y otras verduras para mojar en palitos

Instrucciones:

1. Coloque en un plato el puré de aguacate, el tomate cortado en cubitos, la cebolla morada en rodajas, el ajo picado, el jugo de lima, la sal y la pimienta. Combine bien.

2. Métalo en el frigorífico durante 30 minutos para que se combinen los sabores después de ajustar los condimentos al gusto.

3. Coloque una variedad de palitos de verduras en un plato y sirva el guacamole frío al lado.

Valor de nutrientes por ración:

ingesta calórica: 180

3 gramos de proteína

grasa: quince gramos

• 14 gramos de carbohidratos

Fibra: 9 gramos

dos gramos de glucosa

Dip de alcachofas y espinacas

Que necesitas:

1 taza de espinacas congeladas picadas, descongeladas y enjuagadas

• Corazones de alcachofa escurridos y cortados en cubitos, una lata

1 taza de mayonesa

- Una taza de crema agria

• Una taza de queso parmesano rallado

• Una taza de mozzarella picada en trozos grandes

• Una cucharadita de chile en polvo

Para sazonar, agregue sal y pimienta.

• Chips de tortilla que no contienen gluten

Instrucciones:

1. Encienda el horno a fuego alto (375°F, 190°C).

2. Eche en un bol los corazones de alcachofa picados, las espinacas, la mayonesa, la crema agria, el parmesano, la mozzarella, el ajo en polvo, la sal y la pimienta. Agrega la mayonesa picada y la mozzarella rallada. Combine bien.

3. Después de 25 a 30 minutos, o hasta que burbujee y esté dorado, transfiera la mezcla a una fuente para horno.

4. Después de unos minutos de enfriar, sírvelo con totopos sin gluten.

Valor de nutrientes por ración:

• 220 calorías

Hay 6 gramos de proteína.

Veintiocho gramos de grasa

• 7 gramos de carbohidratos

Fibra: 2 gramos

dos gramos de glucosa

Champiñones Picados

Que necesitas:

Doce setas grandes con el tallo cortado

Salchicha sin gluten cocida y desmenuzada, media libra

Dos tercios de taza de queso crema

• Un cuarto de taza de queso parmesano rallado

• 2 dientes de ajo picados

• Perejil fresco picado, medida 1 cucharada

Para sazonar, agregue sal y pimienta.

Instrucciones:

1. Cocine en una fuente para horno engrasada hasta que la temperatura alcance los 375°F o 190°C.

2. Combine la salchicha desmenuzada, el queso crema, el parmesano, el perejil picado, el ajo picado, la sal y la pimienta en un bol.

3. Antes de colocar las tapas de los champiñones en la fuente para horno, vierte la mezcla en cada uno.

4. Después de 20 a 25 minutos en el horno, el relleno debe estar dorado y los champiñones suaves.

5. Como delicioso aperitivo sin gluten, sírvelo caliente.

Densidad de nutrientes (para 2 hongos):

ingesta calórica: 180

• 100 mg de proteína

Contenido de grasa: 14 gramos

4. gramo de carbohidratos

1 gramo de fibra

dos gramos de glucosa

Sumérgete en el mundo sabroso y de textura variada de estos bocadillos y aperitivos sin gluten. Los chips de batata con un agradable crujido y la salsa de espinacas y alcachofas con una riqueza cremosa son sólo dos ejemplos de delicias que se pueden disfrutar con una dieta sin gluten. Estas delicias son ideales para compartir con amigos y familiares o disfrutar de una reflexión tranquila, así que cede a tus antojos.

CAPÍTULO 4

Sopas y ensaladas

Adéntrate en el vivaz reino de las ensaladas y sopas sin gluten, donde los ingredientes nutritivos se armonizan para formar una obra maestra culinaria. Este libro de cocina sin gluten tiene todo lo que necesita, desde un plato de sopa caliente de calabaza hasta una ensalada ligera y refrescante de col rizada y quinua.

Sopa De Calabaza

Que necesitas:

Pele, quite las semillas y corte en cubitos una calabaza grande.

• Picar una cebolla.

• 2 zanahorias finamente rebanadas

Picar, pelar y descorazonar dos manzanas.

• Cuatro tazas de caldo de verduras

• Canela molida, medida 1 cucharadita

• Nuez moscada en polvo, 1/2 cucharadita

Para sazonar, agregue sal y pimienta.

la cantidad de aceite de oliva necesaria, que son dos cucharadas

• Yogur griego o crema de coco, si lo desea, encima

Instrucciones:

1. Lleve lentamente el aceite de oliva a fuego lento en una cacerola grande. Saltear las zanahorias y la cebolla picadas hasta que se ablanden.

2. Sazone con sal y pimienta, luego agregue la calabaza en cubos, las manzanas, el caldo de verduras, la canela y la nuez moscada. Cuando la calabaza esté casi lista, baje el fuego a bajo y cocine a fuego lento.

3. Haga puré la sopa con una batidora de mano hasta que quede completamente suave. Otra opción es combinar porciones más pequeñas.

4. Modifique el condimento según sea necesario. Caliéntalo y cúbrelo con un poco de yogur griego o crema de coco si quieres.

Valor de nutrientes por ración:

ingesta calórica: 180

2. gramo de proteína

6 gramos de grasa

• 35 gramos de carbohidratos

fibra de 6 gramos

(10 gramos) de azúcar

Ensalada de Quinua y Kale

Que necesitas:

Cocine y enfríe 1 taza de quinua.

4. Pica y quita los tallos de 4 tazas de col rizada.

• Tomates cherry partidos por la mitad, midiendo 1 taza

• Un pepino cortado en cubitos

• Cortar en rodajas finas la mitad de una cebolla morada

• Media taza de queso feta desmenuzado

• Aceite de oliva virgen extra, medida 1/4 taza

2 cucharadas de vinagre balsámico

• Una cucharadita de mostaza de Dijon

Para sazonar, agregue sal y pimienta.

Instrucciones:

1. Mezcle la quinua cocida, la col rizada picada, los tomates cherry, el pepino, la cebolla morada y el queso feta desmenuzado en un tazón grande.

2. Para el aderezo, combine el aceite de oliva, el vinagre balsámico, la mostaza de Dijon, la sal y la pimienta en un tazón pequeño y bata para combinar.

3. Cubra bien la ensalada rociándola con el aderezo y revolviéndola.

4. Déjalo media hora en el frigorífico para que se combinen los sabores antes de servir.

Valor de nutrientes por ración:

•320 calorías

nueve gramos de proteína

Veintiocho gramos de grasa

Cantidad de carbohidratos: 32 gramos

• 5 g de fibra

cuatro gramos de azúcar

Sopa De Lima Con Pollo Y Aguacate

Que necesitas:

Una libra de pechugas de pollo deshuesadas y sin piel

- Cuatro tazas de caldo de pollo

- Tomates escurridos y cortados en cubitos, una lata

- Picar una cebolla.

- Ajo picado, tres dientes

1 cucharadita de comino en polvo

- Una cucharadita de comino en polvo

Para sazonar, agregue sal y pimienta.

Jugo de dos limas

Dos aguacates cortados en cubitos

Para colmo, un poco de cilantro fresco.

Instrucciones:

1. Eche las pechugas de pollo, el caldo, los tomates, la cebolla, el ajo, el comino, el chile en polvo, la sal y la pimienta en una olla grande y deje hervir.

2. Después de que la mezcla hierva, baje el fuego y cocine a fuego lento durante 15 a 20 minutos, o hasta que el pollo esté cocido.

3. Antes de volver a poner el pollo en la cacerola, sácalo y desmenúzalo.

4. Agregue los aguacates cortados en cubitos y el jugo de lima. Mezcle suavemente hasta que se combinen.

5. Calentar y servir con una pizca de cilantro picado.

Valor de nutrientes por ración:

•280 calorías

22 gramos de proteína

grasa: quince gramos

15. gramos de carbohidratos

• 7 g de fibra

cuatro gramos de azúcar

Brochetas De Espinacas Y Caprese

Que necesitas:

Utilice medio litro de tomates cherry.

• Un recipiente de trocitos de mozzarella fresca

*Hojas de albahaca recién cortadas

• Glaseado balsámico para darle más sabor

Lanzas de madera

Instrucciones:

1. Coloque en una brocheta tres trozos de mozzarella fresca, un tomate cherry y una hoja de albahaca.

2. Ensartar la carne en una brocheta y colocarla en un plato para servir.

3. Termine las brochetas rociándolas con glaseado balsámico justo antes de servir.

Cantidad de nutrientes por brocheta:

30 calorías

2. gramo de proteína

(2 gramos) de grasa

Un gramo de carbohidratos

Sin gramos de fibra

1 gramo de azúcar

Guiso con Legumbres y Verduras

Que necesitas:

• Lentejas verdes enjuagadas, 1 taza

• Cuatro tazas de caldo de verduras

• Zanahorias picadas, dos

- Apio cortado en cubitos (dos tallos)

- Picar una cebolla.

- Ajo picado, tres dientes

1. Tomates cortados en cubitos

1 cucharadita de comino en polvo

pimentón ahumado, midiendo 1 cucharadita

Para sazonar, agregue sal y pimienta.

2 tazas de espinacas tiernas

- Jugo de un limón

Instrucciones:

1. Pon en una olla grande todos los ingredientes para el guiso de lentejas verdes: caldo de verduras, zanahoria, apio, cebolla, ajo, tomate, comino, pimentón ahumado, sal y pimienta.

2. Una vez que hierva, baje el fuego y cocine a fuego lento durante unos minutos o hasta que las verduras y las lentejas estén suaves.

3. Justo antes de servir, agregue las espinacas tiernas y el jugo de limón.

Valor de nutrientes por ración:

• 250 calorías

•14 g de proteína

grasa: 1 gramo

48 gramos de carbohidratos

• 15 g de fibra

- 6 gramos de azúcar

Deliciosas y saludables, estas sopas y ensaladas sin gluten son un auténtico placer. Estas recetas resaltan la variedad y la imaginación que conlleva no tener gluten, ya sea que esté disfrutando de un plato de sopa tibia de calabaza o de una refrescante ensalada de col rizada y quinua. Embárcate en una aventura culinaria que prioriza tanto la salud como el sabor con estos nutritivos platos.

CAPÍTULO 5

Platos principales: aves de corral

Disfrute de una variedad de platos de aves de corral sin gluten, sabrosos y abundantes que seguramente complacerán su paladar. Estas recetas de pollo sin gluten van desde el exótico pollo al curry con coco hasta el suculento pollo asado con hierbas y limón y seguramente satisfarán sus antojos de comida deliciosa y saludable. Descubre el exquisito mundo de los platos de aves sin gluten.

Pollo Asado Con Hierbas De Limón

Que necesitas:

• Un pollo entero, que pese alrededor de 4 libras.

2 limones exprimidos

• 4 dientes de ajo picados

• Romero fresco picado, 2 cucharadas

• Tomillo picado, 2 cucharadas

la cantidad de aceite de oliva necesaria, que son dos cucharadas

Para sazonar, agregue sal y pimienta.

Instrucciones:

1. Ajuste la temperatura del horno a 425°F o 220°C.

2. Después de enjuagar, seque el pollo con toallas de papel.

3. Para la pasta de hierbas, combine el ajo picado, el romero y el tomillo picados, el

aceite de oliva, la sal y la pimienta en un tazón pequeño.

4. Retire con cuidado la piel del pollo y masajee la pasta de hierbas en su parte inferior.

5. Rellenar la cavidad del pollo con rodajas de limón.

6. Cocine, volteando una vez a la mitad, en un horno precalentado hasta una temperatura de 165 grados Fahrenheit (74 grados Celsius).

7. Antes de cortarlo, deje reposar el pollo durante diez minutos.

Valor de nutrientes por ración:

300 calorías

proteína: 30 gramos

Veintiocho gramos de grasa

2. gramo de carbohidratos

1 gramo de fibra

Sin azúcar añadido.

2. Salteado de verduras con pavo

Que necesitas:

1 libra de pechuga de pavo en rodajas finas

• 2 cucharadas de salsa de soja sin gluten

Aceite de sésamo, 1 cucharada

Aceite de oliva (una cucharada)

2 tazas de floretes de brócoli

• Un pimiento morrón en rodajas finas

1 zanahoria en juliana

• Ajo picado, tres dientes

1 cucharadita de jengibre fresco rallado

• Cebollas, verdes, para decorar

• Adornar con semillas de sésamo

Instrucciones:

1. Se debe marinar el pavo durante 15 minutos en un bol con salsa de soja sin gluten y aceite de sésamo.

2. El aceite de oliva se debe calentar en una sartén o wok a fuego medio-alto.

3. Agregue el pavo marinado y cocínelo en un salteado. Después de sacarlo de la sartén, reservar.

4. Si necesita aceite adicional, agréguelo a la misma sartén. Obtenga las verduras tiernas y crujientes salteando un poco de pimiento morrón, jengibre, zanahoria, ajo y brócoli.

5. Vuelva a colocar el pavo cocido en la sartén y combine todos los ingredientes.

6. Sirva cubierto con semillas de sésamo y cebollas verdes picadas.

Valor de nutrientes por ración:

•280 calorías

28 gramos de proteína

la cantidad de grasa: 10 gramos

18 g de carbohidratos

• 5 g de fibra

- 6 gramos de azúcar

Pollo Asado Poblano Y Ajo

Que necesitas:

• Cuatro pechugas de pollo deshuesadas y sin piel

• 4 dientes de ajo picados

• La ralladura de un limón

2 cucharaditas de jugo de limón

la cantidad de aceite de oliva necesaria, que son dos cucharadas

Orégano seco, midiendo 1 cucharadita

Para sazonar, agregue sal y pimienta.

Instrucciones:

1. Combine la ralladura y el jugo del limón con el aceite de oliva, el orégano seco, la sal y la pimienta en un bol con el ajo picado.

2. Cubra las pechugas de pollo con la marinada y colóquelas en un plato poco profundo. Asegúrate de cubrir cada seno.

3. Dejar reposar un mínimo de media hora en el frigorífico.

4. Prepara la parrilla calentándola a fuego medio-alto.

5. Cocine el pollo de 6 a 8 minutos por cada lado en la parrilla o hasta que esté cocido.

6. Después de unos minutos, déjalo reposar.

Valor de nutrientes por ración:

• 250 calorías

proteína: 32 gramos

12. g de grasa

3,0 gramos de carbohidratos

1 gramo de fibra

Sin azúcar añadido.

Licitaciones hechas con corteza de quinua

Que necesitas:

Chuletas de pollo, con un peso de 1 libra.

• Una taza de quinua cocida enfriada

Pan rallado sin gluten, de 1/2 taza

Tomillo seco, midiendo 1 cucharadita

Una cucharadita de pimentón

Para sazonar, agregue sal y pimienta.

• Dos huevos batidos

Hornear con aceite de oliva

Instrucciones:

1. Forre una bandeja para hornear con papel pergamino y ajuste el horno a 400°F o 200°C.

2. Pica la quinua hasta obtener una consistencia de harina gruesa en una licuadora o procesador de alimentos.

3. En una cazuela, rebozar la quinoa con el pan rallado sin gluten, el tomillo seco, el pimentón, la sal y la pimienta.

4. Cubra la mezcla de quinua encima de cada pollo tierno después de sumergirlo en huevos batidos.

5. Una vez que la bandeja para hornear esté lista, coloque los filetes rebozados encima.

6. Mezcle con aceite de oliva o use un spray y hornee durante 15 a 20 minutos, o hasta que esté bien cocido y dorado.

Puntos Saludables (a partir de 3 licitaciones):

•280 calorías

• Proteína 25 gramos

la cantidad de grasa: 10 gramos

• 20 gramos de carbohidratos

Fibra: 2 gramos

Sin azúcar añadido.

Pollo Con Curry De Coco Y Leche De Coco

Que necesitas:

1,50 libras. de muslos de pollo deshuesados y sin piel, cortados en cubitos

- Una lata de leche de nueces

- Picar una cebolla.

- Ajo picado, tres dientes

1 cucharadita de curry en polvo

- Cúrcuma molida, medida 1 cucharadita

- Cilantro molido, medida 1 cucharadita

- 1 cucharadita de chile en polvo (según tu preferencia)

Para sazonar, agregue sal y pimienta.

Para colmo, un poco de cilantro fresco.

- Arroz listo para servir

Instrucciones:

1. Un poco de leche de coco calentada a fuego medio en una sartén grande.

2. Saltear el ajo picado y la cebolla picada hasta que se ablanden.

3. Sazone con sal y pimienta, luego agregue el curry en polvo, la cúrcuma, el cilantro, el chile en polvo y los chiles molidos. Mezclar bien.

4. Dorar los trozos de pollo por ambos lados después de agregarlos a la sartén.

5. Añade el resto de la leche de coco, reduce el fuego a bajo y cocina a fuego lento hasta que el pollo esté cocido.

6. Sirva sobre arroz cocido y decore con cilantro fresco.

Valor de nutrientes por ración:

400 calorías

26 gramos de proteína

grasa: 32 gramos

• 8 g de carbohidratos

Fibra: 2 gramos

dos gramos de glucosa

La combinación ideal de sabores y ventajas nutricionales es lo que estas comidas de ave sin gluten pretenden aportar a la mesa.

La variedad y abundancia de la cocina sin gluten se manifiesta en cada plato, desde el clásico pollo con ajo y limón a la parrilla hasta el más aventurero pollo al curry con coco. Disfrute de estas comidas principales, donde la perfección sin gluten está orquestada por las aves.

CAPÍTULO 6

Platos: un festín oceánico de mariscos

Deléitese con una variedad de recetas de mariscos sin gluten que seguramente complacerán su paladar y al mismo tiempo satisfarán su necesidad de proteínas y ácidos grasos omega-3 saludables. Estas recetas resaltan la riqueza y diversidad de los mariscos sin gluten, con platos que van desde ensalada de salmón a la parrilla hasta langostinos con mantequilla al ajillo. Comienza la fiesta de los mares.

Camarones Al Limón Y Ajo

Cosas necesarias:

• Langostinos grandes pelados y desvenados, de 1 libra de peso

4 cucharaditas de mantequilla sin sal

• 4 dientes de ajo picados

Una cucharadita de pimentón

• Si lo desea, agregue 1/2 cucharadita de hojuelas de pimiento rojo.

Para sazonar, agregue sal y pimienta.

Para rematar, un poco de perejil fresco

• Servir gajos de limón

Instrucciones:

1. Coge una sartén grande y colócala a fuego medio. Derretir la mantequilla.

2. Picar un poco de ajo y sofreírlo hasta que empiece a oler bien.

3. Sazone los langostinos con sal, pimienta, hojuelas de pimiento rojo y pimentón y agréguelos a la sartén.

4. Para conseguir un color opaco y algo dorado en los langostinos, cocina de dos a tres minutos por cada lado.

5. Sirva con rodajas de limón y decore con perejil fresco picado.

Valor de nutrientes por ración:

• 250 calorías

• Proteína 25 gramos

- 16 gramos de grasa

2. gramo de carbohidratos

Sin gramos de fibra

Sin azúcar añadido.

Ensalada Saludable Con Salmón A La Plancha

Cosas necesarias:

• Cuatro filetes de salmón

la cantidad de aceite de oliva necesaria, que son dos cucharadas

• Eneldo seco, 1 cucharadita

• Una cucharadita de chile en polvo

Para sazonar, agregue sal y pimienta.

• Una variedad de verduras de hojas verdes

Medio tomate cherry

• Rodajas de pepino

• Cebolla morada en rodajas finas

• Queso feta desmenuzado

• Un aderezo elaborado con vinagreta balsámica

Instrucciones:

1. Prepara la parrilla calentándola a fuego medio-alto.

2. Reúna el eneldo seco, el ajo en polvo, la sal y la pimienta en un bol y combine con el aceite de oliva.

3. Sazone los filetes de salmón frotándolos con la mezcla de especias.

4. En una parrilla, cocine el salmón durante cuatro a cinco minutos, volteándolo una vez, hasta que esté completamente opaco.

5. Las verduras mixtas, los tomates cherry, el pepino, la cebolla morada y el queso feta desmenuzado se deben montar en una fuente de ensalada grande.

6. Los filetes de salmón a la parrilla son una excelente adición a las ensaladas.

7. Antes de servir, rociar la ensalada con la vinagreta balsámica.

Valor de nutrientes por ración:

400 calorías

proteína: 32 gramos

• 25 g de grasa

12 g de carbohidratos

Fibra: 4 gramos

•5 gramos de azúcar

Tilapia con hierbas, ajo y limón

Cosas necesarias:

• 4 filetes de tilapia

la cantidad de aceite de oliva necesaria, que son dos cucharadas

El jugo y la ralladura de un limón.

• Ajo picado, tres dientes

Orégano seco, midiendo 1 cucharadita

Tomillo seco, midiendo 1 cucharadita

Para sazonar, agregue sal y pimienta.

Para rematar, un poco de perejil fresco

Instrucciones:

1. Encienda el horno a fuego alto (400°F, 200°C).

2. Se deben combinar en un tazón el aceite de oliva, el jugo de limón, la ralladura, el ajo, el orégano seco, el tomillo, la sal y la pimienta.

3. Después de sazonar los filetes de tilapia con la combinación de limón, ajo y hierbas, colóquelos en una fuente para horno.

4. El pescado debe estar opaco y desmenuzarse fácilmente después de unos quince o veinte minutos en el horno.

5. Antes de servir, cubra con perejil fresco picado.

Valor de nutrientes por ración:

ingesta calórica: 180

• 24 gramos de proteína

grasa: 8 gramos

2. gramo de carbohidratos

Sin gramos de fibra

Sin azúcar añadido.

Pho De Calamares Con Calabacín Y Camarones

Cosas necesarias:

• Langostinos pelados y desvenados, con un peso de 1 libra

3 calabacines en espiral para los fideos

la cantidad de aceite de oliva necesaria, que son dos cucharadas

• 4 dientes de ajo picados

Una cucharadita de hojuelas de chile

Para sazonar, agregue sal y pimienta.

• Adorne con albahaca fresca

Cobertura de queso parmesano rallado (opcional)

Instrucciones:

1. Engrase la sartén y póngala a fuego medio.

2. Mientras saltea, agregue las hojuelas de chile y el ajo picado y cocine hasta que estén fragantes.

3. Saltee los langostinos durante dos o tres minutos por cada lado, o hasta que se vuelvan opacos, luego agréguelos a la sartén.

4. Agrega algunos fideos de calabacín y empuja los camarones a un lado de la sartén. Cocine a fuego lento durante dos o tres minutos o hasta que esté suave.

5. Combine los fideos de calabacín con las gambas. Luego sazona con una pizca de sal y pimienta.

6. Antes de servir, decora con albahaca fresca y, si lo deseas, espolvorea con queso parmesano rallado.

Valor de nutrientes por ración:

• 220 calorías

28 gramos de proteína

la cantidad de grasa: 10 gramos

• 10 gramos de carbohidratos

3,0 g de fibra

- 6 gramos de azúcar

Pescado Al Horno Con Tapenade De Aceitunas Y Tomates

Cosas necesarias:

cuatro filetes de bacalao

• Tomates cherry partidos por la mitad, midiendo 1 taza

Deshuesar y cortar media taza de aceitunas Kalamata.

2 cucharaditas de tapas de botellas

3 cucharaditas de aceite de aguacate

• 2 dientes de ajo picados

Orégano seco, midiendo 1 cucharadita

Para sazonar, agregue sal y pimienta.

• Servir gajos de limón

Instrucciones:

1. Encienda el horno a fuego alto (375°F, 190°C).

2. Para hacer la tapenade, vierta aceite de oliva en un bol y mezcle los tomates cherry, las aceitunas Kalamata picadas, las alcaparras, el ajo, el orégano seco, la sal y la pimienta.

3. Vierta generosamente la tapenade de tomate y aceitunas sobre los filetes de bacalao antes de colocarlos en una bandeja para horno.

4. Después de 20 a 25 minutos en el horno, el pescado debe estar bien cocido.

5. Acompañar el plato con gajos de limón.

Valor de nutrientes por ración:

2.909 calorías

28 gramos de proteína

- 16 gramos de grasa

• 8 g de carbohidratos

Fibra: 2 gramos

3 gramos de azúcar

Le esperan deliciosas exploraciones de grandeza culinaria en estas comidas principales de mariscos sin gluten.

Deléitese con el sabor mantecoso de los langostinos con mantequilla de ajo o disfrute de la frescura de la ensalada de salmón a la parrilla. Cada plato muestra los distintos sabores del mar. Deléitese con estas delicias de mariscos, ideales para cualquier evento que requiera un festín sin gluten, y obtenga los beneficios para la salud al hacerlo.

CAPÍTULO 7

Platos principales vegetarianos

Estos platos principales vegetarianos sin gluten están llenos de sabor y nutrición, perfectos para cualquiera que busque expandirse en la cocina. Estas recetas destacan las muchas opciones deliciosas para los vegetarianos, desde un abundante guiso de lentejas hasta una deliciosa lasaña de berenjena. Sumérgete en un mundo donde las verduras mandan, demostrando que la dieta vegetariana y sin gluten aún puede ser sabrosa y gratificante.

Sabrosos pimientos rellenos de quinua

Cosas necesarias:

• Cuatro pimientos morrones, sin semillas y cortados por la mitad

• 1 taza de quinua cocida

• Una lata de frijoles negros enjuagados y escurridos

• Una taza de granos de maíz frescos o congelados

• Tomates cherry cortados en cubitos, de una taza

Media taza de cebolla morada finamente picada

1 taza de queso cheddar rallado

1 cucharadita de comino

• Una cucharadita de comino en polvo

Para sazonar, agregue sal y pimienta.

Para colmo, un poco de cilantro fresco.

• Salsa adicional, si lo desea

Instrucciones:

1. Encienda el horno a fuego alto (375°F, 190°C).

2. Eche la quinua cocida, los frijoles negros, el maíz, los tomates cherry, la cebolla morada, el queso cheddar rallado, el comino, el chile en polvo, la sal y la pimienta en un tazón grande.

3. Divida la mezcla de quinua por la mitad y rellene los pimientos.

4. Ponga los pimientos con el relleno en una fuente para horno y cúbralos con papel de aluminio.

5. Una vez que los pimientos se hayan ablandado y el relleno esté bien cocido, hornee por otros 10 minutos sin tapar.

6. Para darle un toque extra, cubra con cilantro picado y salsa, si lo desea.

Valor de nutrientes (para una ración de 2 mitades de pimiento):

•320 calorías

15. gramos de proteína

la cantidad de grasa: 10 gramos

45 gramos de carbohidratos

10. g de fibra

•5 gramos de azúcar

Lasaña con Berenjenas

Cosas necesarias:

Dos berenjenas grandes cortadas a lo largo

Dos tazas de salsa marinara, ya sea casera o comprada.

• 3 cucharadas de queso ricotta

• Una taza de mozzarella picada en trozos grandes

• Queso parmesano en frasco, que mide 1/2 taza

• Un huevo

• 2 cucharaditas de albahaca fresca picada

Orégano seco, midiendo 1 cucharadita

Para sazonar, agregue sal y pimienta.

Engrasar con aceite de oliva

Instrucciones:

1. Encienda el horno a fuego alto (375°F, 190°C).

2. Antes de colocar las rodajas de berenjena en una bandeja para horno, cúbrelas con aceite de oliva.

3. Asa las rodajas de berenjena durante 15 a 20 minutos más, o hasta que se ablanden.

4. Combine los siguientes ingredientes en un bol: ricotta, mozzarella, parmesano, huevo, pimienta, sal y orégano seco y albahaca.

5. Coloque en capas la mezcla de queso, las rodajas de berenjena al horno, la salsa marinara y una fuente para horno.

6. Continúe apilando hasta llegar a la cima, luego rocíe con salsa marinara.

7. La lasaña debe estar burbujeando y dorada después de 25 a 30 minutos en el horno.

8. Espere 10 minutos para que se asiente antes de cortarlo y servirlo.

Valor de nutrientes por ración:

•320 calorías

18. g de proteína

- Veinte gramos de grasa

Veintidós gramos de carbohidratos

Fibra: 8 gramos

12,0 gr de azúcar

Curry De Espinacas Y Garbanzos

Cosas necesarias:

• Dos latas de garbanzos lavadas y escurridas

• Picar una cebolla.

• Ajo picado, tres dientes

• Jengibre rallado, medida 1 cucharada

2. Dos cucharadas de curry en polvo y

1 cucharadita de comino en polvo

- Cilantro molido, medida 1 cucharadita

- Cúrcuma, usé 1 cucharadita

- Una lata de leche de nueces

- Verdes, bebé: 4 tazas

Para sazonar, agregue sal y pimienta.

Para colmo, un poco de cilantro fresco.

- Arroz listo para servir

Instrucciones:

1. Ablande la cebolla, el ajo y el jengibre salteándolos en una sartén grande.

2. Se debe agregar curry en polvo, cúrcuma, cilantro molido, comino y comino molido. Mezclar bien.

3. Cubra los garbanzos con la mezcla de especias y agréguelos a la sartén.

4. Calor lento durante 15 a 20 minutos; agrega la leche de coco.

5. Cocine, revolviendo ocasionalmente, hasta que las espinacas tiernas se ablanden.

6. Añade un poco de sal y pimienta al gusto. El cilantro fresco es una excelente guarnición.

7. Mezcle con arroz cocido y sirva.

Valor de nutrientes por ración:

•380 calorías

•14 g de proteína

Veintiocho gramos de grasa

45 gramos de carbohidratos

• 12 g de fibra

- 8 gramos de azúcar

Hongos Portobello Rellenos de Espinacas y Champiñones

Cosas necesarias:

Corta los tallos de cuatro hongos portobello grandes.

la cantidad de aceite de oliva necesaria, que son dos cucharadas

• 2 dientes de ajo picados

2 tazas de espinacas tiernas finamente picadas

• 1 taza de champiñones finamente picados

• Media taza de pan rallado sin gluten

• Queso pecorino, 1/2 taza rallado

Tomillo seco, midiendo 1 cucharadita

Para sazonar, agregue sal y pimienta.

Instrucciones:

1. Encienda el horno a fuego alto (375°F, 190°C).

2. En una bandeja para hornear, coloque los champiñones portobello.

3. El aceite de oliva se debe calentar en una sartén a fuego medio. Se deben agregar champiñones picados, espinacas tiernas y ajo picado. Continúe salteando hasta que las verduras estén tiernas.

4. Las verduras salteadas, el pan rallado sin gluten, el queso parmesano, el tomillo seco, la sal y la pimienta se deben combinar en un bol.

5. Rellene cada champiñón portobello con la mezcla de verduras.

6. Para asegurarte de que los champiñones estén suaves, hornéalos durante 20 a 25 minutos.

7. Conviértalo en el plato principal o en un sabroso acompañamiento.

Valor de nutrientes por ración:

• 240 calorías

Medianoche g de proteína

Contenido de grasa: 14 gramos

Veintidós gramos de carbohidratos

fibra de 6 gramos

cuatro gramos de azúcar

Pimientos Rellenos De Lentejas Y Verduras

Cosas necesarias:

• Cuatro pimientos morrones, sin semillas y cortados por la mitad

• Lentejas verdes enjuagadas, 1 taza

caldo de verduras, 3 tazas

• Picar una cebolla.

• Zanahorias picadas, dos

- Apio cortado en cubitos (dos tallos)

- 2 dientes de ajo picados

- Tomates escurridos y cortados en cubitos, una lata

Orégano seco, midiendo 1 cucharadita

1 cucharadita de comino en polvo

Para sazonar, agregue sal y pimienta.

Queso vegano desmenuzado para decorar

Instrucciones:

1. Encienda el horno a fuego alto (375°F, 190°C).

2. Mezcle las lentejas verdes secas con el caldo de verduras en una cacerola grande. Cocine a fuego lento hasta que las lentejas estén suaves, aproximadamente de 20 a 30 minutos después de hervir.

3. Suaviza la cebolla, las zanahorias, el apio y el ajo cortados en cubitos en una sartén a fuego medio.

4. En una sartén, combine los tomates picados escurridos, el orégano seco, el comino molido, la sal y la pimienta. Mezclar bien.

5. Combine las lentejas cocidas con las verduras salteadas.

6. Divida la mezcla de lentejas y verduras por la mitad y rellene cada mitad de pimiento con ella.

7. Añade un poco de queso vegano rallado encima.

8. Para que los pimientos estén suaves y el relleno caliente, hornee durante 25 a 30 minutos.

Valor de nutrientes (para una ración de 2 mitades de pimiento):

•320 calorías

18. g de proteína

grasa: 8 gramos

• 50 gramos de carbohidratos

• 15 g de fibra

- 8 gramos de azúcar

Una dieta basada en plantas puede ser saludable, deliciosa y llena de vida, como lo demuestran estos platos principales vegetarianos sin gluten. Cada receta brinda una experiencia deliciosa que va más allá de los platos estándar centrados en la carne; ya sea el curry de garbanzos y espinacas con infusión de especias o las cómodas capas de lasaña de berenjena, te gustarán todos. Deje que la sinfonía sin gluten florezca en su plato mientras se sumerge en estas delicias.

CAPÍTULO 8

Acompañamientos y acompañamientos

Estos tentadores acompañamientos y acompañamientos sin gluten mejorarán el sabor, la textura y el contenido nutricional de sus platos principales. Estas recetas incluyen ensalada de quinua y frijoles negros, verduras asadas con ajo y hierbas y más para demostrar que comer sin gluten no tiene por qué significar comprometer el sabor o la diversidad. Adéntrate en el ámbito culinario de acompañamientos nutritivos que no te decepcionarán.

Verduras Estofadas Con Ajo Y Hierbas

Cosas necesarias:

4 tazas de una variedad de verduras (como zanahorias, pimientos morrones, calabacines y tomates cherry)

3 cucharaditas de aceite de aguacate

• 4 dientes de ajo picados

• Romero fresco picado, 1 cucharada

Una cucharada de tomillo fresco picado

Para sazonar, agregue sal y pimienta.

Instrucciones:

1. Ajuste la temperatura del horno a 425°F o 220°C.

2. Agregue el romero y el tomillo picados a las verduras mixtas en un tazón grande con el aceite de oliva, la pimienta, el ajo y la sal.

3. Asegúrese de que las verduras estén distribuidas uniformemente en una bandeja para hornear.

4. Para conseguir unas verduras suaves y ligeramente caramelizadas, ásalas durante 20-25 minutos.

5. Acompaña tus platos principales con estos sabrosos acompañamientos.

Valor de nutrientes por ración:

•120 calorías

2. gramo de proteína

• 7 g de grasa

15. gramos de carbohidratos

• 5 g de fibra

siete gramos de azúcar

Ensalada de col rizada, frijoles negros y quinua

Cosas necesarias:

Cocine y enfríe 1 taza de quinua.

• Frijoles negros, lavados y escurridos, una lata

• Granos de maíz, ya sean frescos o congelados, midiendo una taza

Pimiento rojo picado, uno (1)

• Cebolla morada finamente picada, media

• Cilantro fresco picado, midiendo 1/4 taza

la cantidad de aceite de oliva necesaria, que son dos cucharadas

Jugo de dos limas

Para sazonar, agregue sal y pimienta.

• Deliciosas rodajas de aguacate encima

Instrucciones:

1. Eche la quinua cocida, los frijoles negros, el maíz, el pimiento rojo cortado en cubitos, la cebolla morada picada y el cilantro picado en un tazón grande. Servir inmediatamente.

2. Aliña la ensalada mezclando el jugo de limón, el aceite de oliva, la sal y la pimienta en un tazón pequeño.

3. Mezclar la quinua con el aderezo y revolver para incorporar.

4. Antes de servir, decora con rodajas de aguacate.

Valor de nutrientes por ración:

•280 calorías

• 100 mg de proteína

la cantidad de grasa: 10 gramos

Cantidad de carbohidratos: 40 gramos

Fibra: 9 gramos

3 gramos de azúcar

Gajos de camote con ajo asado

Cosas necesarias:

• Lave y corte dos batatas grandes.

la cantidad de aceite de oliva necesaria, que son dos cucharadas

pimentón ahumado, midiendo 1 cucharadita

• Media cucharadita de comino en polvo

• 1/2 cucharadita de ajo en polvo

Para sazonar, agregue sal y pimienta.

Instrucciones:

1. Ajuste la temperatura del horno a 425°F o 220°C.

2. El aceite de oliva, el pimentón ahumado, el comino, el ajo en polvo, la sal y la pimienta se deben mezclar con gajos de camote en un tazón grande.

3. Coloque los gajos en una sola capa sobre una bandeja para hornear.

4. Para obtener batatas doradas y crujientes, ástalas durante 25 a 30 minutos.

5. Mezcle con su salsa preferida para obtener una guarnición deliciosa.

Valor de nutrientes por ración:

ingesta calórica: 180

2. gramo de proteína

• 7 g de grasa

• 30 gramos de carbohidratos

• 5 g de fibra

- 6 gramos de azúcar

Pilaf con Coliflor y Arroz

Cosas necesarias:

• Una cabeza de coliflor, triturada o rallada hasta obtener una consistencia similar al arroz

la cantidad de aceite de oliva necesaria, que son dos cucharadas

• Picar finamente una cebolla

• 2 dientes de ajo picados

- Media taza de guisantes congelados

• Zanahorias, cortadas en cubitos (1/2 taza)

• 1/4 taza de perejil crudo picado

Para sazonar, agregue sal y pimienta.

• Servir gajos de limón

Instrucciones:

1. Engrase la sartén y póngala a fuego medio.

2. Sofreír el ajo picado y la cebolla finamente picada hasta que se ablanden.

3. Agregue un poco de arroz de coliflor, guisantes congelados, zanahorias, sal, pimienta y perejil fresco picado.

4. Después de unos cinco a siete minutos de cocción, revolviendo de vez en cuando, el arroz de coliflor debe estar suave.

5. Para darle un toque extra de sabor, cubra con un chorrito de limón.

Valor de nutrientes por ración:

•120 calorías

4 gramos de proteína

• 7 g de grasa

• 14 gramos de carbohidratos

fibra de 6 gramos

- 6 gramos de azúcar

Brotes con glaseado balsámico

Cosas necesarias:

• 1 libra de coles de Bruselas recortadas y partidas por la mitad

la cantidad de aceite de oliva necesaria, que son dos cucharadas

2 cucharadas de vinagre balsámico

• Una cucharada de jarabe de arce o miel

Para sazonar, agregue sal y pimienta.

• Si lo deseas, nueces pecanas picadas para servir como guarnición.

Instrucciones:

1. Encienda el horno a fuego alto (400°F, 200°C).

2. Combine las coles de Bruselas con la vinagreta, la miel (o jarabe de arce), la sal, la pimienta y el aceite de oliva en un bol.

3. Coloque las coles de Bruselas en una sola capa sobre una bandeja para hornear.

4. Para obtener brotes caramelizados y crujientes, ásalos durante 20-25 minutos.

5. Si lo deseas, puedes completarlo con nueces picadas.

Valor de nutrientes por ración:

• 150 calorías

5. gramo de proteína

• 7 g de grasa

• 20 gramos de carbohidratos

• 5 g de fibra

- 8 gramos de azúcar

Coliflor triturada con ajo y cebollino

Cosas necesarias:

1 coliflor, pelada y cortada en floretes

la cantidad de aceite de oliva necesaria, que son dos cucharadas

• Ajo picado, tres dientes

• 1/4 taza de hierba finamente picada

Para sazonar, agregue sal y pimienta.

Instrucciones:

1. Para ablandar los floretes de coliflor, cocínelos al vapor o hiérvalos.

2. El aceite de oliva se debe calentar en una sartén a fuego medio.

3. Picar un poco de ajo y sofreírlo hasta que empiece a oler bien.

4. Picar unas cebolletas frescas y añadirlas al puré de coliflor junto con un poco de ajo salteado, sal y pimienta.

5. Sustituya el puré de patatas como guarnición sabrosa y nutritiva.

Valor de nutrientes por ración:

•120 calorías

5. gramo de proteína

• 7 g de grasa

15. gramos de carbohidratos

fibra de 6 gramos

- 6 gramos de azúcar

Agregue un toque de sabor, textura y nutrición a su comida con estos acompañamientos y guarniciones sin gluten. El sabor ahumado de los gajos de camote asado y la frescura de la ensalada de quinua y frijoles negros son solo dos ejemplos de cómo estas recetas realzan cualquier plato. Deléitese con una selección de guarniciones sin gluten repletas de ventajas nutritivas.

Transforma cada comida en una deliciosa celebración de sabores saludables.

CAPÍTULO 9

Bollería: artesanía sin gluten

Sumérgete en el reino del pan y los bollos sin gluten, donde cada receta garantiza una deliciosa combinación de sabores, texturas y beneficios para la salud. Diseñadas para satisfacer sus antojos y al mismo tiempo satisfacer un estilo de vida sin gluten, estas recetas van desde pan de sándwich convencional sin gluten hasta sabrosos bollos de ajo y hierbas. Experimente el placer de hacer pan fresco que sea a la vez nutritivo y delicioso liberando al panadero sin gluten que lleva dentro.

Pan De Sándwich Tradicional Sin Gluten

Cosas necesarias:

2 tazas de una mezcla de harina para todo uso sin gluten

Utilice una taza de harina de almendras.

2 tercios de taza de harina de tapioca

Goma xantana, 2 cucharadas

- Una cucharadita de sal

• Miel o jarabe de arce, 2 cucharadas

• Un paquete de levadura seca activa que contiene 2 1/4 cucharaditas

1 y 1/4 tazas de agua tibia (110°F/43°C)

• Tres huevos grandes

cuarto de taza de aceite de oliva

Instrucciones:

1. Batir la harina de almendras, la harina de tapioca, la harina para todo uso sin gluten, la goma xantana y la sal en un bol.

2. Mezcle la levadura con la miel o el jarabe de arce y el agua tibia en un recipiente aparte. La espuma debería aparecer después de 5 minutos.

3. Agregue los ingredientes secos, la mezcla de levadura, los huevos y el aceite de oliva al tazón de una batidora. Mezclar bien. Licue hasta que esté completamente mezclado, usando una batidora de velocidad media.

4. Con una espátula, transfiera la masa a un molde para pan de 9x5 pulgadas preparado y nivele la superficie.

5. Reposar en un lugar cálido durante aproximadamente una hora, o hasta que haya duplicado su tamaño, cubierto con un paño de cocina limpio.

6. Encienda el horno a fuego alto (350°F, 180°C).

7. Cocine durante cuarenta a cincuenta minutos, o hasta que la superficie se dore y se escuche un sonido hueco al golpear el pan.

8. Diez minutos después de sacarlo del molde, dejar enfriar el pan sobre una rejilla.

Contenido calórico (por una rebanada):

•-120 calorías

4 gramos de proteína

6 gramos de grasa

• 14 gramos de carbohidratos

Fibra: 2 gramos

dos gramos de glucosa

Rollitos de hierbas con ajo y romero

Cosas necesarias:

2 tazas de una mezcla de harina para todo uso sin gluten

• Media taza de harina de almendras

2 tercios de taza de harina de tapioca

Goma xantana, 2 cucharadas

- Una cucharadita de sal

• 1/4 taza de azúcar

• Un paquete de levadura seca activa que contiene 2 1/4 cucharaditas

Un vaso de agua que tenga al menos 110 grados Fahrenheit (43 grados Celsius)

la cantidad de aceite de oliva necesaria, que son dos cucharadas

• Romero fresco picado, 2 cucharadas

• Ajo picado, tres dientes

Instrucciones:

1. Mezcladas en un bol se encuentran las siguientes harinas sin gluten: almendra, tapioca, todo uso sin gluten, azúcar, goma xantana.

2. Batir la levadura y el agua tibia en un recipiente aparte. Espere 5 minutos o hasta que comience a formar espuma.

3. Antes de agregar la mezcla de levadura, agregue el aceite de oliva, el romero picado y el ajo picado.

4. Mezcle los ingredientes secos con la mezcla de levadura en el tazón de una batidora. Licue hasta que esté completamente mezclado, usando una batidora de velocidad media.

5. Extienda la masa con una cuchara y colóquela en una bandeja para horno cubierta con papel pergamino.

6. Colóquelo en un lugar cálido y cúbralo con un paño de cocina limpio para dejarlo reposar durante aproximadamente 45 minutos.

7. Encienda el horno a fuego alto (375°F, 190°C).

8. Los panecillos deben estar dorados y sonar huecos al golpearlos después de 18 a 20 minutos en el horno.

9. Después de 5 minutos, retire los panecillos de la bandeja para hornear y colóquelos sobre una rejilla para que se enfríen por completo.

Por rollo, valor nutricional:

• 150 calorías

4 gramos de proteína

• 7 g de grasa

• 19 gramos de carbohidratos

Fibra: 2 gramos

1 gramo de azúcar

Pan plano con semillas de chía y trigo sarraceno

Cosas necesarias:

- 1 taza de trigo sarraceno en polvo

- 1/2 taza de una combinación de harina para todo uso sin gluten

- 2 cucharaditas de polvo de semilla de chía

- Una cucharadita de bicarbonato de sodio

sal, media cucharadita

- Una taza de agua caliente

la cantidad de aceite de oliva necesaria, que son dos cucharadas

- Aceite de oliva extra para usar como brocha.

Instrucciones:

1. Combine la harina de trigo sarraceno, la harina para todo uso sin gluten, la sal, las semillas de chía, el polvo para hornear y la cúrcuma en un tazón.

2. Para hacer una masa espesa, combine los ingredientes secos con agua tibia y aceite de oliva. Revuelva hasta que se combinen.

3. Para que las semillas de chía absorban el líquido, deja reposar la masa durante quince minutos.

4. Pon una sartén antiadherente a fuego medio y prepárala.

5. Redondear la masa a cucharadas y colocarlas en la sartén.

6. Dore los lados cocinándolos durante dos o tres minutos.

7. Si quieres, puedes añadir más aceite de oliva y untarlo.

8. Disfrútelo caliente como envoltura o pan plano.

Contenido calórico (para un pan plano):

•120 calorías

3 gramos de proteína

(5) gramos de grasa

16 gramos de carbohidratos

3,0 g de fibra

Sin azúcar añadido.

Bundt Cakes de ron y canela

Cosas necesarias:

La receta requiere 1 1/2 tazas de harina para mezclar sin gluten.

• Media taza de harina de almendras

2 tercios de taza de harina de tapioca

Goma xantana, 2 cucharadas

• Una pizca de canela

- Un cuarto de taza de azúcar

• Levadura seca activa, 2 1/4 cucharaditas, 1 paquete

Un vaso de agua que tenga al menos 110 grados Fahrenheit (43 grados Celsius)

la cantidad de aceite de oliva necesaria, que son dos cucharadas

• Media taza de pasas

Instrucciones:

1. Mezcle el azúcar, la canela, la harina de almendras, la harina de tapioca, la goma xantana y la harina para todo uso sin gluten en un bol.

2. Batir la levadura y el agua tibia en un recipiente aparte. Espere 5 minutos o hasta que comience a formar espuma.

3. Incorporar la mezcla de levadura con el aceite de oliva y las pasas.

4. Mezcle los ingredientes secos con la mezcla de levadura en el tazón de una batidora. Licue hasta que esté completamente

mezclado, usando una batidora de velocidad media.

5. Después de engrasar el molde para pan, transfiera la masa y use una espátula para alisar la parte superior.

6. Reposar en un lugar cálido durante aproximadamente una hora, o hasta que haya duplicado su tamaño, cubierto con un paño de cocina limpio.

7. Encienda el horno a fuego alto (350°F, 180°C).

8. Cocine durante cuarenta a cincuenta minutos, o hasta que la superficie se dore y se escuche un sonido hueco al golpear el pan.

9. Diez minutos después de sacarlo del molde, dejar enfriar el pan sobre una rejilla.

Contenido calórico (por una rebanada):

• 150 calorías

3 gramos de proteína

6 gramos de grasa

Veintidós gramos de carbohidratos

Fibra: 2 gramos

•5 gramos de azúcar

Focaccia de verduras y queso cheddar

Cosas necesarias:

2 tazas de una mezcla de harina para todo uso sin gluten

• Media taza de harina de almendras

2 tercios de taza de harina de tapioca

Goma xantana, 2 cucharadas

Orégano seco, midiendo 1 cucharadita

1 cucharadita de romero desmenuzado

Tomillo seco, midiendo 1 cucharadita

• Una cucharadita de chile en polvo

media taza de queso parmesano rallado (o un sustituto sin lácteos)

• Un paquete de levadura seca activa que contiene 2 1/4 cucharaditas

Un vaso de agua que tenga al menos 110 grados Fahrenheit (43 grados Celsius)

la cantidad de aceite de oliva necesaria, que son dos cucharadas

• Rociar con aceite de oliva

• Una pizca de sal marina gruesa

Instrucciones:

1. En un recipiente se combinan parmesano rallado, orégano seco, romero seco, tomillo seco, goma xantana, harina para todo uso sin gluten, harina de almendras, harina de tapioca y ajo en polvo.

2. Batir la levadura y el agua tibia en un recipiente aparte. Espere 5 minutos o hasta que comience a formar espuma.

3. Mezcle la mezcla de levadura con el aceite de oliva.

4. Mezcle los ingredientes secos con la mezcla de levadura en el tazón de una batidora. Licue hasta que esté completamente mezclado, usando una batidora de velocidad media.

5. Transfiera la masa a una bandeja para hornear forrada con papel pergamino, aplanándola hasta formar un rectángulo plano.

6. Colóquelo en un lugar cálido y cúbralo con un paño de cocina limpio para dejarlo reposar durante aproximadamente 45 minutos.

7. Encienda el horno a fuego alto (375°F, 190°C).

8. Rocíe la masa leudante con más aceite de oliva y espolvoree con sal marina gruesa.

9. Hornear durante 25-30 minutos o hasta que la focaccia esté dorada.

10. Después de 5 minutos de tiempo de enfriamiento en la bandeja para hornear, muévala a una rejilla.

Valor de nutrientes por ración:

ingesta calórica: 180

4 gramos de proteína

grasa: 9 gramos

• 20 gramos de carbohidratos

Fibra: 2 gramos

1 gramo de azúcar

Descubre el mundo del pan y bollos sin gluten con estas recetas que cambiarán tu forma de hornear. No importa lo que hagas, desde un sándwich tradicional con pan sin gluten hasta panecillos perfumados con romero y ajo, puedes estar seguro de que serán saludables y sabrosos. Sumérgete en el arte de hornear sin gluten y disfruta de la satisfacción de hacer pan de alta calidad que cumpla con tus restricciones dietéticas.

CAPÍTULO 10

Dulces

Prueba uno de estos deliciosos postres sin gluten y cede a tus dulces deseos. Deléitese con la deliciosa mousse de chocolate y aguacate y los deliciosos muffins de arándanos y harina de almendras: recetas diseñadas para mejorar su viaje culinario sin gluten. Atrás quedaron los días de la comida blanda sin gluten; Entra en un reino de puro placer.

Mousse de chocolate y aguacate

Que necesitas:

• Aguacates pelados y sin hueso (dos) que estén maduros

• 50 mililitros de cacao en polvo sin azúcar

media taza de néctar de agave o jarabe de arce

Un cuarto de taza de leche de coco

• Una cucharadita de saborizante de vainilla

Sal, una pizca

• Deliciosas bayas para colmo

Instrucciones:

1. Ponga los aguacates maduros, el cacao en polvo, el jarabe de arce o néctar de agave, la

leche de coco, el extracto de vainilla y un poco de sal en un procesador de alimentos o licuadora.

2. Batir o mezclar hasta que se combinen.

3. Mete la mousse en el frigorífico un mínimo de una hora antes de comerla.

4. Sirva con una guarnición de frutos rojos frescos.

Tamaño de la porción y contenido nutricional:

• 220 calorías

Proteína: 3 gramos

Grasa: quince gramos

Índice glucémico: 24

• 7 g de fibra

12 gramos de azúcar

Muffins de arándanos elaborados con harina de almendras

Que necesitas:

• 2 tazas de nueces

Media taza de harina de coco

• Bicarbonato de sodio, 1 cucharadita

sal, media cucharadita

• Tres huevos grandes

1/2 taza de aceite de coco derretido

• Miel o jarabe de arce, media taza

• Una cucharadita de saborizante de vainilla

- Una taza de arándanos maduros

Instrucciones:

1. Prepare un molde para muffins forrándolo con papel para hornear y precalentando el horno a 350°F-180°C.

2. Combine las harinas de almendras, cocos, bicarbonato de sodio y sal en una fuente para mezclar.

3. Después de batir los huevos en un tazón, combínelos con el aceite de coco derretido, la miel (o jarabe de arce) y la esencia de vainilla. Combine bien.

4. Simplemente combine los componentes secos y húmedos revolviéndolos.

5. Añade los arándanos frescos y mezcla suavemente.

6. Vierta la masa en cada molde para muffins.

7. Después de insertar un palillo en el centro, hornee durante 20-25 minutos o hasta que salga limpio.

8. Antes de servir, deja enfriar los muffins.

Densidad de nutrientes (por muffin):

• 200 calorías

la cantidad de proteína: 6 gramos

Grasa: quince gramos

• 14 gramos de carbohidratos

fibra de 4 gramos

Siete gramos de azúcar

Receta de galletas: chispas de chocolate con harina de coco

Que necesitas:

Media taza de harina de coco

1/2 taza de aceite de coco derretido

media taza de néctar de agave o jarabe de arce

• dos huevos grandes

• Una cucharadita de saborizante de vainilla

• Bicarbonato de sodio, media cucharadita

Sal, una pizca

• Media taza de chispas de chocolate amargo

Instrucciones:

1. Forre una bandeja para hornear con papel pergamino y ajuste el horno a 350°F o 180°C.

2. Agregue la harina de coco, el aceite de coco derretido, el jarabe de arce o el néctar de agave, los huevos, el extracto de vainilla, el bicarbonato de sodio y una pizca de sal en un bol. Incorpora el extracto de vainilla.

3. Combine bien todos los ingredientes hasta que se forme una masa espesa.

4. Incorporar las chispas de chocolate amargo.

5. Coloque cucharadas de masa en la bandeja para hornear precalentada.

6. Utilice el dorso de una cuchara para aplanar ligeramente cada galleta.

7. Para que los bordes se doren, hornee de 10 a 12 minutos.

8. Deje que las galletas se enfríen en la bandeja para hornear durante unos minutos antes de transferirlas a una rejilla.

Contenido calórico (por galleta):

120 calorías

2 gramos de proteína

grasa: 9 gramos

• 10 gramos de carbohidratos

Fibra: 2 gramos

6 gramos de azúcar

Delicioso pudín de semillas de chía con glaseado de vainilla

Que necesitas:

cuarto de taza de semillas de chía

- Una taza de leche de coco suave

• Una cucharada de miel o jarabe de arce

• Una cucharadita de saborizante de vainilla

Utilice únicamente fruta fresca como guarnición.

Instrucciones:

1. Reúna las semillas de chía, la leche de coco, el jarabe de arce, la miel y la esencia de vainilla en un bol.

2. Asegúrese de que no queden grumos de semillas de chía revolviendo bien para mezclar.

3. Revuelva ocasionalmente para evitar que se formen grumos mientras se enfría durante al menos 2 horas, preferiblemente durante la noche.

4. Vierta en platos para servir después de que la mezcla se haya espesado.

5. Antes de servir, decore con fruta fresca.

Tamaño de la porción y contenido nutricional:

• Aproximadamente 180 calorías

4 gramos de proteína

Calorías: 12g

• 14 gramos de carbohidratos

• 7 g de fibra

6 gramos de azúcar

Pan de plátano rico en nueces

Que necesitas:

• 2 tazas de nueces

4,25 onzas de harina de coco

• Bicarbonato de sodio, 1 cucharadita

sal, media cucharadita

• Triture tres plátanos maduros

• Tres huevos grandes

• 1/4 taza de aceite de coco derretido

• Un cuarto de taza de jarabe de arce o miel

• Una cucharadita de saborizante de vainilla

• Aproximadamente media taza de nueces

Instrucciones:

1. Ajuste la temperatura del horno a 350 °F o 180 °C y unte con mantequilla un molde para pan.

2. Combine las harinas de almendras, cocos, bicarbonato de sodio y sal en una fuente para mezclar.

3. Triture los plátanos y agregue los huevos, el aceite de coco caliente, la miel (o jarabe de arce) y el extracto de vainilla en un recipiente aparte.

4. Mezcle los ingredientes secos con los húmedos y revuelva hasta que todo esté mezclado.

5. Combine con las nueces picadas.

6. Una vez que el molde para pan esté listo, vierta la masa.

7. Cocine durante media hora a una hora y media, o hasta que al insertar un palillo en el medio, éste salga limpio.

8. Cuando el pan de plátano y nueces se haya enfriado, córtalo en rodajas.

Contenido calórico (por porción):

• 220 calorías

la cantidad de proteína: 6 gramos

16. g de grasa

16 gramos de carbohidratos

3. g de fibra

9 gramos de azúcar

Tarta De Varias Bayas

Que necesitas:

• Cuatro tazas de una variedad de bayas, incluidas moras, arándanos, frambuesas y fresas.

miel o jarabe de arce, 2 cucharaditas

1 cucharadita de jugo de limón

• Una cucharadita de saborizante de vainilla

• 1/4 taza de copos de avena sin gluten

Un cuarto de taza de harina de almendras

2 cucharadas de aceite de coco derretido

• 2 cucharadas de nueces picadas (como nueces o almendras)

Instrucciones:

1. Engrase una fuente para hornear y ajuste la temperatura del horno a 375°F o 190°C.

2. Combine las bayas, la miel o el jarabe de arce, el jugo de limón y la esencia de vainilla en un tazón y revuelva bien.

3. Una vez que tengas lista la fuente para hornear, transfiérele la mezcla de bayas.

4. Los copos de avena, la harina de almendras, las almendras picadas y el aceite de coco derretido se deben mezclar en un recipiente diferente.

5. Cubra las bayas con la mezcla de avena.

6. Las bayas deberían reventar y la cobertura debería dorarse después de 25 a 30 minutos en el horno.

7. Antes de servir, deja que la baya esté crujiente y se enfríe un poco.

Tamaño de la porción y contenido nutricional:

• Aproximadamente 180 calorías

Proteína: 3 gramos

grasa: 9 gramos

25 gramos de carbohidratos

6. g de fibra

14. g de azúcar

Sin gluten, puedes disfrutar de todas las delicias azucaradas que te encantan con estas alternativas sin gluten. La mousse de chocolate y aguacate, con su riqueza aterciopelada, y el pan de plátano y nueces, con su aroma relajante, son sólo dos ejemplos de las muchas recetas deliciosas y exquisitas sin gluten disponibles. Disfrute de estas escapadas azucaradas y encuentre nuevas formas de disfrutar postres sin gluten con ingredientes deliciosos y saludables.

CAPÍTULO 11

Bebidas: bebidas vigorizantes sin gluten

Estas deliciosas opciones de bebidas sin gluten satisfarán tu paladar y tu dieta sin sacrificar el estilo. Todos estos platos no contienen gluten y prometen una sinfonía de sabores, desde energizantes batidos verdes hasta calmante leche dorada de cúrcuma. Estas bebidas vigorizantes saciarán tu sed y agregarán una dosis saludable de hidratación y nutrientes a tu día.

Batido Verde Diosa

Que necesitas:

• Una taza de espinacas tiernas y vibrantes

• Medio pepino, cortado a lo largo

• Medio aguacate, quitarle el hueso y pelarlo

Medio plátano

• Media taza, de piña picada

• Semillas de chía, 1 cucharada

1 taza de agua de cocos

• Opcional: cubitos de hielo

Instrucciones:

1. Pon los siguientes ingredientes en una licuadora: pepino picado, aguacate, plátano, piña, semillas de chía y agua de coco. Mezclar hasta que esté suave.

2. Batir o mezclar hasta que se combinen.

3. Para mayor frescura, siéntase libre de agregar cubitos de hielo.

4. Tome un vaso y saboree la revitalizante bondad verde.

Tamaño de la porción y contenido nutricional:

• Aproximadamente 180 calorías

4 gramos de proteína

Una porción de 10 gramos de grasa

Veintidós gramos de carbohidratos

• 8 g de fibra

10. g de azúcar

Leche De Cúrcuma Dorada

Que necesitas:

• Una taza de leche de almendras sin azúcar

• Una cucharadita de cúrcuma en polvo

media cucharadita de canela molida

2,5 miligramos de jengibre molido

• Un poco de pimienta negra picada

Miel o jarabe de arce, midiendo una cucharadita

2,5 mililitros de esencia de vainilla

Instrucciones:

1. La leche de almendras se debe calentar en una cacerola pequeña a fuego medio-bajo.

2. Mezcle el jengibre molido, la canela, la cúrcuma, la pimienta negra, la miel (o jarabe de arce) y la esencia de vainilla.

3. Cuando la leche dorada hierva a fuego lento, pero no hierva, retírela del fuego y revuelva ocasionalmente.

4. Disfrute del reconfortante calor mientras lo vierte en una taza.

Tamaño de la porción y contenido nutricional:

Ochenta calorías

1 gramo de proteína

tres gramos de grasa

• 13 gramos de carbohidratos

1 gramo de fibra

9 gramos de azúcar

Batido con explosión de frutos rojos

Que necesitas:

• 1 taza de una variedad de bayas, como frambuesas, arándanos y fresas

Medio plátano

Yogur griego (o un sustituto sin lácteos) media taza

• Semillas de lino, 1 cucharada

• Leche de almendras, cuarto de taza

• Opcional: cubitos de hielo

Instrucciones:

1. Batido con leche de almendras, linaza, plátano, yogur griego y frutos rojos.

2. Batir o mezclar hasta que se combinen.

3. Si lo quieres más frío, añade unos cubitos de hielo.

4. Disfruta del destello de color cuando lo viertes en un vaso.

Tamaño de la porción y contenido nutricional:

Hay 150 calorías.

8. g de proteína

6. g de grasa

• 20 gramos de carbohidratos

6. g de fibra

10. g de azúcar

Agua con Sabores de Pepino y Menta

Que necesitas:

• pepino en rodajas finas, la mitad

• Picar medio limón en trozos grandes.

• Hojas de menta recién recogidas

• Agua 1,5 litros

2. Cubitos de hielo

Instrucciones:

1. Corta el limón en rodajas, agrega el pepino y agrega las hojas de menta fresca en una jarra grande.

2. Pon agua en la jarra.

3. Métela en el frigorífico al menos dos horas para que se mezclen los sabores.

4. Esta refrescante bebida se disfruta mejor y se sirve con hielo.

Tamaño de la porción y contenido nutricional:

Pocas calorías: cero

0 gramos de proteína

0 gramos de grasa

• Carbohidratos: 0 gramos

0 gramos de fibra

Sin azúcar añadido.

Fórmula refrescante de piña y coco

Que necesitas:

1 taza de trozos de piña fresca

Agua de coco, medida 1/2 taza

1/4 taza de jugo de lima fresco

• Una cucharada de miel o néctar de agave

• Jengibre rallado, 1/2 cucharadita

2. Cubitos de hielo

Instrucciones:

1. Eche un poco de jengibre rallado, un poco de jugo de lima fresco, un poco de jarabe de agave o miel, algunos trozos de piña fresca y un poco de agua de coco en una licuadora.

2. Haga puré la mezcla.

3. Para una bebida refrescante y tropical, simplemente viértala sobre hielo.

Tamaño de la porción y contenido nutricional:

120 calorías

1 gramo de proteína

Un gramo de contenido de grasa.

300 miligramos de carbohidratos

Fibra: 2 gramos

(23 gramos) de azúcar

Té helado de fresa y albahaca

Que necesitas:

2-Mangos cortados en cubitos y pelados

• Las hojas de 1/4 taza de albahaca fresca

• 4 bolsitas de té, negro

• Agua hirviendo para cuatro tazas

2 cucharadas de miel o néctar de agave

2. Cubitos de hielo

Instrucciones:

1. Eche algunas hojas de albahaca fresca y mangos picados en una licuadora y tritúrelos.

2. Para una infusión de 5 minutos, coloque las bolsitas de té negro en una olla con agua hirviendo.

3. Deje que el té se enfríe después de retirar las bolsitas de té.

4. Combine el té negro enfriado con puré de mango y albahaca.

5. Agregue miel o néctar de agave al gusto para obtener dulzura.

6. Sirva frío, vertido sobre hielo, recién sacado del frigorífico.

Tamaño de la porción y contenido nutricional:

• 90 calorías

1 gramo de proteína

0 gramos de grasa

Veintidós gramos de carbohidratos

Fibra: 2 gramos

18 gramos de azúcar

Granizado de sandía y menta fresca

Que necesitas:

• 2 tazas de sandía fresca cortada en cubitos

• Jugo de una lima

1 cucharada de hojas de menta, recién cortadas

• Una taza de hielo en cubitos

• Opcional: agua con gas

Instrucciones:

1. Eche unos cubitos de hielo, hojas de menta, jugo de lima y cubitos de sandía fresca en una licuadora.

2. Haga puré la mezcla.

3. Vierta en un vaso y, si lo desea, agregue agua con gas encima.

4. El granizado de sandía y menta es refrescante y revitalizante.

Tamaño de la porción y contenido nutricional:

40 calorías

1 gramo de proteína

0 gramos de grasa

• 10 gramos de carbohidratos

1 gramo de fibra

Siete gramos de azúcar

Sabor, nutrición e hidratación son los temas de estas bebidas sin gluten, que son más que simples bebidas para calmar la sed. No hay necesidad de preocuparse por el gluten en ninguna de estas recetas, desde el revitalizante Green Goddess Smoothie hasta la relajante Cúrcuma Golden Milk, todas están hechas para mejorar su experiencia de bebida. Cada sorbo de estos refrescantes sin gluten es una experiencia exquisita; abraza la frescura, explora la variedad y saborea las bondades.

Una Aventura Gastronómica para la Salud:

Una dieta sin gluten de 14 días

Utilice este plan de alimentación sin gluten como punto de partida para un viaje saludable y sabroso sin gluten. Estas recetas sin gluten se crean para ofrecer diversidad, sabor y equilibrio nutricional sin sacrificar el sabor. Cada comida, desde las estimulantes mañanas hasta las abundantes cenas, es una oportunidad para vivir una nueva experiencia culinaria que honra la libertad de una vida sin gluten.

DÍA 1:

Polenta y Quinua para el Desayuno

• Cosas necesarias:

media taza de quinua enjuagada

• Leche de almendras, una taza

1 cucharadita de jarabe de arce ligero

• Ingredientes generales: bayas frescas

Ensalada De Pollo Grasado Para El Almuerzo

• Cosas necesarias:

Trozos de salchicha cocinados a la parrilla

• Verdes variados

Tomates con cereza

Rebanar pepino

Para el aderezo, pruebe con vinagreta balsámica.

El salmón con salsa de limón y eneldo para la cena

• Cosas necesarias:

• Filete de melón

El aceite de oliva, el jugo de limón y el eneldo fresco hacen una salsa de limón y eneldo.

• Espárragos servidos al vapor

• Quinua para acompañar

DIA 2:

Parfait de yogur griego para el desayuno

• Cosas necesarias:

yogur saludable

granola sin azúcar

• Fruta FRESCA, como kiwis, bayas,

Tazón de quinua y frijoles negros para el almuerzo

• Cosas necesarias:

Quinua preparada

- Avellanas

- Aguacate en rodajas

- España

- Un poco de cilantro fresco picado

Fideos de calabacín cubiertos con pesto para la cena

- Cosas necesarias:

Fideos hechos de calabacín

- Pesto de albahaca elaborado en casa con aceite de oliva, ajo, piñones y albahaca fresca

Tomates con cereza

- Queso pepperoni

DÍA 3:

Huevos, espinacas y queso feta para el desayuno.

• Cosas necesarias:

(1) huevos

•Espinacas actualizadas

el queso feta

Tomates con cereza

Pavo envuelto y aguacate para el almuerzo

• Cosas necesarias:

La tostada no contiene gluten.

• Filetes de pavo

• Aceituna

• Maldición

Vinagre balsámico

Cena: Pollo Al Horno Con Patatas Fritas

• Cosas necesarias:

Legumbres de pollo

• Batatas fritas

• Los añadidos son pimentón, ajo en polvo, sal y aceite de oliva.

DÍA 4:

¡Mmm! ¡Pudín de semillas de chía para el desayuno!

• Cosas necesarias:

Semillas de garbanzo

leche de coco

Rebanadas de mango fresco

• Trozos de coco para decorar

Ensalada de quinua y garbanzos para el almuerzo

• Cosas necesarias:

" Quinua"

• Garbanzo`

Tomates con cereza

• Sandía

el queso feta

Aderezo elaborado con limón y tahini

Para la cena, prueba este salteado de gambas y brócoli.

• Cosas necesarias:

Comida del mar

• Bloques de brócoli

• Pimientos morrones

• Salsa de soja sin gluten

- Jengibre, ajo y aceite de sésamo-

DIA 5:

Desayuno: Batido de Plátano y Nueces

• Cosas necesarias:

Una banana

Leche de almendras

yogur saludable

- Nueces

• Padre

Una ensalada caprese para el almuerzo

• Cosas necesarias:

• Mascarpone reciente

• Pimientos

•Hojas de albahaca

una cobertura balsámica

Cena: Lasaña con Berenjena

• Cosas necesarias:

• Berenjena, en rodajas

• Carne molida o pavo

• Salsa de tomate

• Queso cuajado

• Capas de espinacas

DÍA 6:

Comida de la mañana: panqueques elaborados sin gluten

• Cosas necesarias:

receta de panqueques sin gluten

Leche de almendras

• Ingredientes generales: bayas frescas

Sopa de verduras y lentejas para el almuerzo.

• Cosas necesarias:

• Legumbres

• Cebollas, apio, zanahorias

Caldo de verduras

Verduras de hoja verde

El uso de hierbas originarias de Italia.

Salsa de mango con pez espada a la parrilla para cenar

• Cosas necesarias:

Carne de pez espada

• Salsa de mango hecha con mangos frescos, cebolla morada, cilantro y jugo de lima

Día 7:

Avena nocturna para el desayuno

• Cosas necesarias:

Avena a base de cereales

Semillas de garbanzo

Leche de almendras

• Rodajas de fresa

Almuerzo: Ensalada César con pollo.

• Cosas necesarias:

• Rebanadas de pollo frito

lechuga romana

Crutones sin gluten

• Un tipo de apósito

Cena: Pimientos Rellenos De Champiñones

• Cosas necesarias:

- Pimientos morrones

" Quinua"

pavo, tierra

- Salsa de tomate

- Queso extra derretido

DÍA 8:

Tazón de batidos para el desayuno

- Cosas necesarias:

una variedad de bayas

Una banana

Leche de almendras

- Aderezos opcionales: semillas de chía, coco rallado, granola sin gluten

Almuerzo: Pollo Relleno De Espinacas Y Feta

- Cosas necesarias:

- Pechugas de pollo

- Espinacas actualizadas

el queso feta

- Adobo con limón y ajo

Curry de verduras sobre arroz de coliflor para la cena

- Cosas necesarias:

- Verduras en una mezcla

- Salsa para curry

- Arroz para coliflor

DÍA 9:

Muffins de macarrones y canela para el desayuno

• Cosas necesarias:

1. Harina de almendras

Harina hecha de cocos

frutas: manzanas

La canela especia

(1) huevos

Almuerzo: Ensalada de Aguacate y Quinua

• Cosas necesarias:

Quinua

• Aceituna

Tomates con cereza

• Cebolla roja

• Un aderezo de lima y cilantro

Bacalao al horno con corteza de hierbas y limón para la cena

• Cosas necesarias:

• Filetes de bacalao

Pan crujiente sin gluten

• Hierbas cultivadas recientemente (eneldo, perejil)

• Ralladura de cítricos

DÍA 10:

Batido de frutas tropicales para el almuerzo

• Cosas necesarias:

• Banana

• Mango

leche de coco

yogur saludable

Comida del Mediodía: Pimientos Rellenos con Quinua y Pavo

- Cosas necesarias:

- Pimientos morrones

pavo, tierra

Quinua

- Salsa de tomate

- Condimento de México

Risotto con calabaza para cenar

- Cosas necesarias:

arroz toscano

- Nuez aplastada

Caldo de verduras

- Queso cheddar

DÍA 11:

Bagels de queso crema sin gluten para el desayuno

• Cosas necesarias:

Bagels que no contienen gluten

• Queso crema, lácteos o sin lácteos

• Opcional: salmón ahumado y alcaparras

Ensalada de Camarones y Aguacate para el Almuerzo

• Cosas necesarias:

Comida del mar

• Aceituna

• Verdes variados

Un aderezo de vinagreta elaborado con lima.

Cena: Sopa Zoodle con Pollo.

• Cosas necesarias:

• Caldo de pollo

• Pollo deshuesado y servido

Fideos hechos de calabacín

• Cebollas, apio, zanahorias

DÍA 12:

Desayuno: Muffins Elaborados con Harina de Frambuesa y Almendras

• Cosas necesarias:

1. Harina de almendras

• Frambuesas recién cortadas

(1) huevos

extracto de vainilla

Calabaza Bellota Rellena De Quinua Y Garbanzos Para El Almuerzo

• Cosas necesarias:

Para la calabaza bellota

Quinua preparada

• Garbanzo`

arándanos enlatados

La canela especia

Salteado con carne de res y verduras para la cena

• Cosas necesarias:

Carne revuelta

Guisantes, pimientos morrones, brócoli

Una salsa para sofreír sin gluten

DÍA 13:

Batido de plátano y mantequilla de maní para el desayuno

• Cosas necesarias:

Una banana

1. Mantequilla elaborada con maní

Leche de almendras

Semillas de garbanzo

Ensalada De Quinua Griega Para El Almuerzo

• Cosas necesarias:

Quinua

Tomates con cereza

• Sandía

• Aceitunas de Kalamata

el queso feta

Vestirse de Grecia

Pasta con salsa boloñesa y espagueti de calabaza para cenar

• Cosas necesarias:

• Calabaza para espaguetis

•Pavo o carne molida"

• Salsa de tomate

El uso de hierbas originarias de Italia.

DÍA 14:

Desayuno: Panqueques Elaborados con Arándanos y Harina de Almendras

• Cosas necesarias:

1. Harina de almendras

(1) huevos

- Arándanos recién cosechados

- Rocíe con jarabe de arce.

Salteado de lentejas y verduras para el almuerzo

- Cosas necesarias:

lentejas para sopa

- Verduras en combinación mixta (brócoli, zanahorias, tomates)

La salsa teriyaki no contiene gluten.

Para la cena, pruebe estas pilas de verduras asadas y quinua.

- Cosas necesarias:

- Pimientos, berenjenas y calabacines asados

Cubierto con quinua cocida.

Aplicar una capa de glaseado balsámico.

Este plan de alimentación de 14 días sin gluten no solo garantiza que reciba una combinación equilibrada de nutrientes, sino que también satisface diversas preferencias de sabor. Cada día trae consigo una nueva aventura culinaria, ya sea una ensalada de pollo a la parrilla repleta de proteínas o un reconfortante risotto de calabaza. Saborea los sabores, saborea la variedad y abraza el nutritivo viaje de vivir sin gluten.

CONCLUSIÓN

Adoptar un estilo de vida sin gluten

A medida que llegamos al final de esta aventura culinaria sin gluten, es evidente que dejar de consumir gluten es más que solo una dieta; es una alegre celebración de sabores variados, alimentación saludable y la satisfacción de preparar comidas únicas. En este libro de cocina, hemos repasado un montón de recetas, todas las cuales han sido elaboradas minuciosamente para hacer que sus comidas sean más placenteras y al mismo tiempo eliminar el gluten.

En nuestra exploración de los conceptos básicos sin gluten, cubrimos todo lo que necesita saber para prosperar en una cocina sin gluten, desde los entresijos de las harinas sin gluten hasta cómo hornear sin sacrificar el sabor. Estaba preparado para comenzar su viaje culinario sin gluten con los artículos y equipos que se encuentran en la sección de elementos básicos de cocina, lo que demuestra que una cocina bien equipada es la base de deliciosas comidas sin gluten.

Estas recetas resaltaron la versatilidad de los ingredientes sin gluten, desde el apetitoso Desayuno Delicia hasta los abundantes Platos Principales y la sección de Postres dulces. Pudo disfrutar de comidas sabrosas y al mismo tiempo tomar decisiones informadas que respaldaron sus objetivos de salud gracias a la lista completa de ingredientes, cantidades e información nutricional.

Al incorporar las bondades sin gluten en una amplia variedad de platos sabrosos y variados, el plan de alimentación de 14 días proporcionó una guía completa. Este plan de alimentación hizo que la vida sin gluten fuera más fácil y placentera al proporcionar una hoja de ruta para una variedad de comidas satisfactorias, que incluyen desayunos abundantes, almuerzos sabrosos y cenas reconfortantes.

Tenga en cuenta que el estilo de vida sin gluten es más una oportunidad para explorar nuevos sabores y aceptar la diversidad mientras disfruta de las recetas y disfruta de la variedad de estas páginas. Es una oportunidad para sumergirse de lleno en la cocina sin gluten, probar algunos ingredientes exóticos y reimaginar su relación con la comida.

Finalmente, este libro de cocina sin gluten es más que una simple colección de recetas; demuestra que un estilo de vida sin gluten aún puede ser delicioso y gratificante. Ya sea que opte por no consumir gluten por motivos laborales o personales, estas recetas seguramente serán un éxito en su próxima comida.

Luego, ármate con la información aquí, disfruta de todos los sabores de los alimentos sin gluten y deja volar tu imaginación en la cocina. Espero que estas recetas sin gluten no solo sepan bien, sino que también te motiven a seguir adelante en tu viaje sin gluten con una actitud positiva, amor por aprender y comprensión de todas las deliciosas opciones que existen. ¡Que seas bendecido con buena salud, abundante alegría y la capacidad de saborear cada bocado sin gluten!

Made in the USA
Las Vegas, NV
02 December 2024

13041727R00098